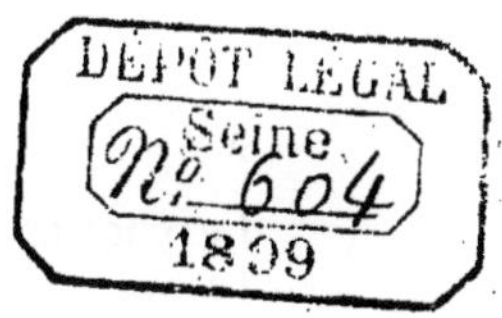

PLACENTA NORMAL

ET

PLACENTA THROMBOSÉ

Par Delore,

correspondant de l'Académie.

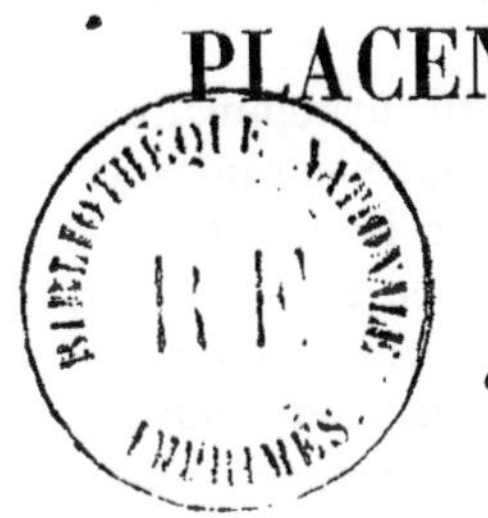

ANATOMIE DU PLACENTA NORMAL

Le placenta est un organe *cavitaire*.

En voici la preuve :

Si on insinue une canule, ou dans un des orifices profonds du sinus circulaire, ou sous la surface de la caduque, ou dans une petite ouverture pratiquée au chorion, ou même au milieu des villosités, et qu'on fasse une injection colorée, on la voit immédiatement se diffuser partout et englober toutes les villosités.

La *caduque* forme la paroi   la cavité placentaire. Cette membrane, composée de grandes cellules, lâchement unies par un conjonctif peu abondant, est fort remarquable. De la face utérine du placenta, elle descend directement sur la poche amniotique et, ainsi, entoure l'œuf tout entier. Elle a la propriété de se dédoubler et d'envoyer des feuillets au niveau du placenta. Le plus étendu est celui qui, partant de la circonférence, s'étale sur toute la surface du chorion. Il n'est représenté, il est vrai, que par un endothélium, dont Morat et moi avons démontré l'existence en 1874; mais, néanmoins, il me paraît constant que la cavité placentaire est tout entière limitée par les éléments de la caduque.

1

Le chorion n'intervient qu'à titre de renforcement de la face fœtale.

Pour plus de clarté, nous adopterons, toutefois, la caduque comme paroi utérine et le chorion comme paroi fœtale.

La *caduque* ou paroi utérine représente, à l'état normal, une couche continue, uniformément lisse et n'a pas d'*orifices vasculaires*. En y pratiquant des coupes histologiques, on y constate fréquemment en dedans des épaississements, quelquefois acuminés, qui me paraissent les vestiges d'autres prolongements plus importants.

Les *sillons intercotylédonaires* méritent peu cette dénomination, car ils sont constitués simplement par des prolongements internes de la caduque. Leur structure est si friable qu'on les dirait composés de deux parois adossées ; il n'en est rien, ce n'est que par déchirure qu'on obtient un sillon intercotylédonaire ; toutefois, on rencontre fréquemment dans leur épaisseur des sinus vasculaires qui dirigent le sang maternel vers la périphérie, grâce à de nombreux orifices de communication avec les espaces intervilleux. Ces lames de la caduque sont des sortes de pendentifs qui descendent de la voûte à des profondeurs variables sans jamais atteindre le plancher chorial, en formant des cloisons incomplètes. Cette disposition multiplie les surfaces et permet ainsi à un plus grand nombre de villosités de contracter des attaches. De plus, elle a l'avantage de grouper une certaine quantité d'arbres villeux et d'en faire des cotylédons. Quoique, pendant l'érection physiologique, les sillons n'existent pas, on peut penser qu'au niveau des cloisons *profondes* le *placenta* est plus flexible qu'au niveau des amas villeux ; il y aurait donc là une sorte de charnière utile dans les compressions survenant au cours de la grossesse. Enfin, en formant des cloisonnements, les lames pendentives de la caduque jouent dans la circulation maternelle un rôle que nous tenterons d'apprécier.

Les *orifices vasculaires* de la caduque sont, à l'état normal, tous situés à la périphérie où ils constituent les portes d'entrée et de sortie du sinus coronaire (fig. 9 et 14).

Le *chorion* est la véritable paroi fœtale. Par sa tension et sa rigidité, il préside à l'efflorescence normale des villosités ; il est le tuteur du placenta auquel il est uni par deux modes d'adhérences. Le premier et le plus important, c'est la *piqûre* qu'exécutent à angle droit les vaisseaux choriaux pour pénétrer dans la cavité et constituer les piliers. Le second, ce sont les villosités *trai-*

nantes. De ces liens d'union intime, il résulte que la rétraction du chorion actionne le placenta tout entier.

Les *arbres villeux* remplissent la cavité du placenta. Ils sont composés d'un tronc (fig. 1), formé lui-même d'une artère et d'une

ANATOMIE NORMALE DU PLACENTA

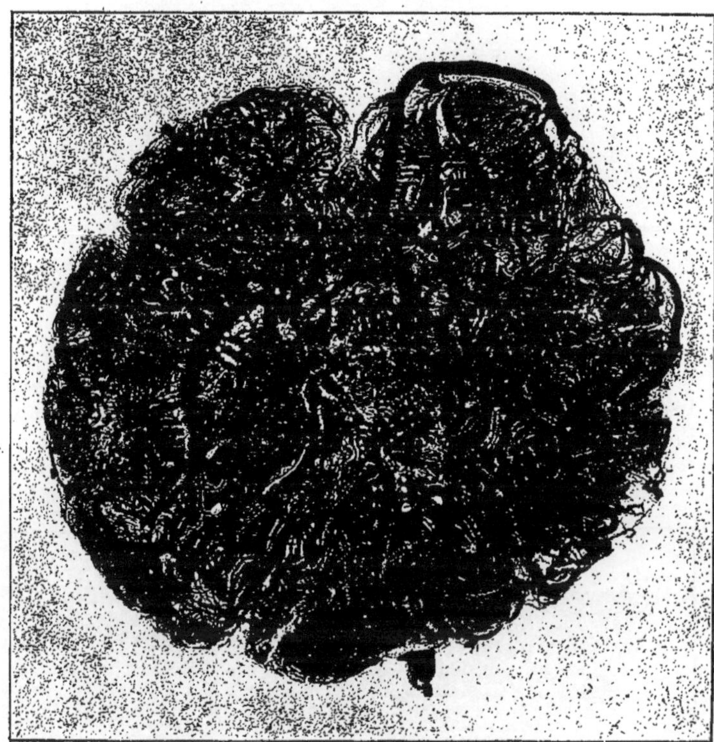

Fig. 1. — *Radiographie* des vaisseaux villeux d'un placenta entier. La *veine ombilicale* a été injectée au *mercure coulant* et les *espaces maternels* à la *gélatine*. Ceux-ci apparaissent en clair.
On voit les vaisseaux du bord décrire une brusque inflexion.

veine fortement unies par des fibres conjonctives et qui cheminent parallèlement. Ils sont couronnés par une riche végétation de tubes villeux dont l'extrémité arrondie se termine en cul-de-sac. Les gros vaisseaux et leurs fines ramifications sont noyés dans une gangue de cellules plasmatiques, contenues elles-mêmes dans une gaine épithéliale. L'immense majorité des villosités est libre et flotte dans le sang maternel ; une certaine quantité adhère par le sommet, soit à la caduque, soit au chorion, par un échange de fibres conjonctives, décrites par Kollicker sous le nom

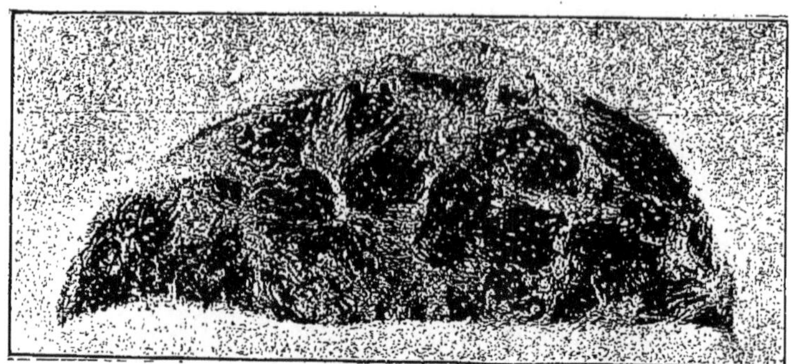

Fig. 2. — *Sommets* des villosités cotylédonaires de la moitié d'un placenta, injecté comme le précédent. Entre les sommets vasculaires se voient, en clair, les espaces maternels et les prolongements intérieurs de la caduque.

d'éperon. De cette disposition il résulte que l'arbre est immobilisé, tandis que ses ramuscules oscillent sous l'influence de l'ondée sanguine. Les piliers sont couverts de tubes villeux qui leur donnent l'aspect d'une tige de rose mousseuse.

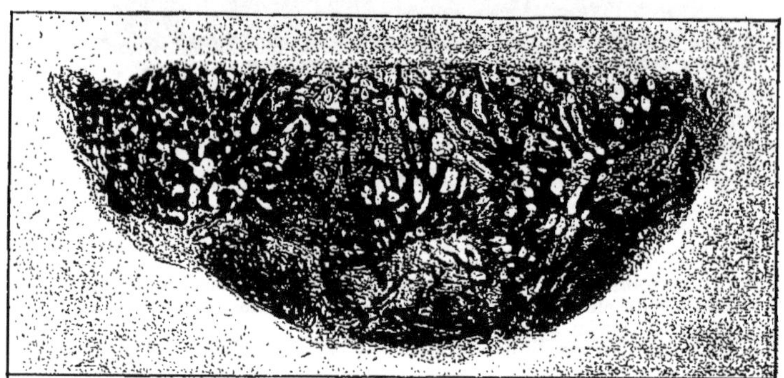

Fig. 3. — Radiographie de la *région caverneuse* (mêmes injections). On remarque le petit nombre de bouquets villeux.

Il y a des *arbres villeux* de plusieurs catégories : les *grands* s'érigent à angle droit du plancher chorial (fig. 2), traversent la région caverneuse et montent verticalement vers la voûte de la caduque (fig. 3), où plusieurs de leurs villosités s'insèrent. Ceux de *dimension moyenne* s'attachent aux parois des compartiments. Les *petits* se renversent (fig. 4) sur le chorion; leur tige est libre

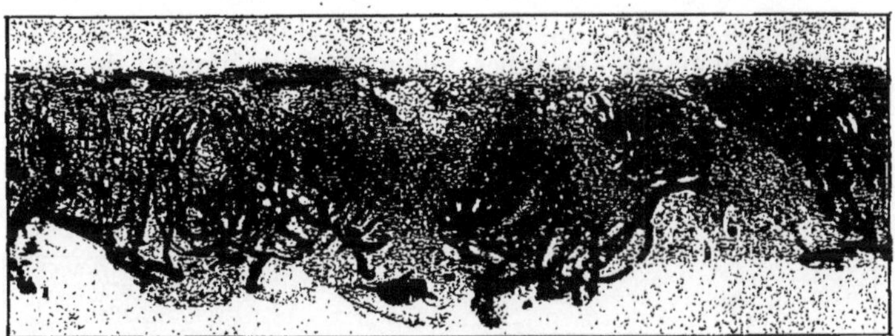

Fig. 4. — *Segment* d'une coupe de placenta dont la veine ombilicale a été injectée au *mercure coulant* et les *espaces maternels* à la *paraffine*. Ceux-ci sont très visibles. On voit que le courant de l'injection de la paraffine a écarté les vaisseaux dans plusieurs points.

(fig. 5), mais leur sommet est adhérent. Je leur ai donné le nom de *villosités trainantes* (fig. 6). Elles couvrent toute la surface choriale d'un réseau continu.

L'*arborisation* varie de forme : en général, elle est *arrondie*; mais, dans le milieu des cotylédons, on trouve toujours des séries

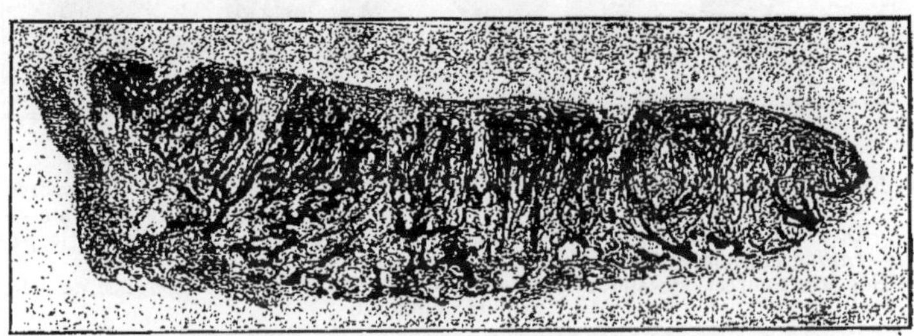

Fig. 5. — *Coupe* complète du placenta, au niveau du cordon. Injection de la veine ombilicale au mercure et des espaces à la *gélatine*.
On voit en clair les espaces maternels, le bord de la caduque et du chorion.

d'arbres villeux, tellement pressés, qu'ils sont *aplatis* en forme d'*éventail* (fig. 6, C, A). Cette disposition aplatie est la règle pour les villosités *trainantes*.

Je signalerai encore des villosités en forme de *lianes*, qui, souvent fort longues, flottent au gré du courant, s'insinuent horizontalement entre les villosités voisines et les enchevêtrent. Elles sont ainsi un élément de consolidation.

Les espaces existent entre toutes les villosités. Ils communiquent tous librement les uns avec les autres, sans interposition de fibres conjonctives. Grâce à la tension sanguine, ils sont en *érection* permanente (fig. de 1 à 6). Cet état facilite l'immersion et le fonctionnement des tubes villeux qui les limitent de toutes parts. La disposition anfractueuse des espaces est une cause de ralentissement et même d'arrêt momentané de la circulation

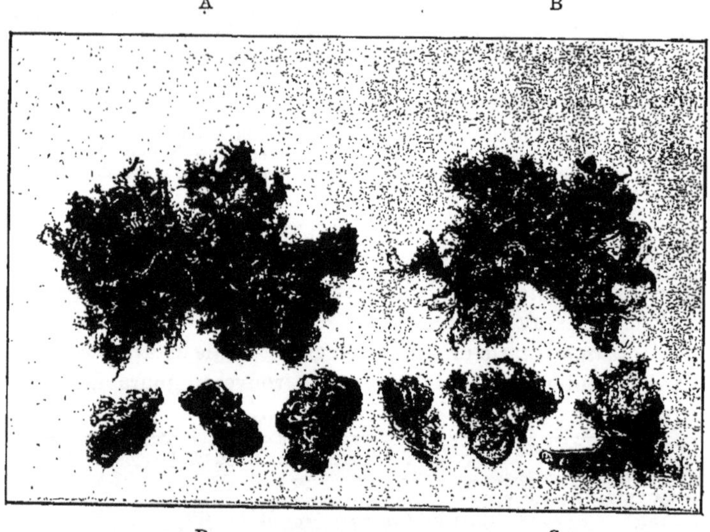

Fig. 6. — A, B, *vaisseaux* et *villosités* arborescents et circulairement disposés. — C, arbres villeux aplatis. Injection des espaces au suif chromaté. — D, *moules d'aréoles* de la *région caverneuse*. L'injection a été faite à la *paraffine* chromatée.
Sur ces figures, les espaces maternels, se reconnaissent à la présence de petits grains jaunâtres.

maternelle ; ce qui favorise ces dépôts fibrineux, sur lesquels j'insisterai plus tard.

De nombreuses injections coagulantes me permettent de diviser les *espaces* en trois régions : 1° La *région caverneuse* ou région des piliers, dont les aréoles sont si grandes et si nombreuses (fig. 3 et 6 D), que l'injection coagulante y forme une plaque continue. 2° La *région intervilleuse* proprement dite, qui présente la particularité suivante : chaque fois qu'une injection coagulante y est poussée, les villosités mobiles (fig. 1, 4, 5) sont refoulées et une excavation se produit au point d'insertion de la canule. Ainsi s'expliquent les *hématomes*. 3° La *région aréolaire sous-caduque*, qui se gonfle avec une telle facilité (fig. 2) par les injections et les insufflations qu'on la croirait, à tort, aussi riche en vacuoles que la région caverneuse. Elle est en communication facile avec les sinus intercotylédonaires.

La *gélatine* de *Warthon*, ou *mucine*, est le produit de la sécrétion des cellules plasmatiques que l'allantoïde a portées partout pour entourer les vaisseaux du cordon et des villosités. Elle traverse les membranes saines ; est miscible à l'eau ; se prend en gelée et possède des propriétés éminemment onctueuses pour lubréfier les espaces à l'*état normal*. Elle facilite d'une façon remarquable la progression des hématies. Une petite expérience, bien facile à faire, permet d'apprécier son rôle : si on prend une parcelle d'un placenta, encore chaud, qu'on l'écrase rapidement entre deux grosses lamelles et qu'on l'examine à un grossissement de 150 diamètres environ, on voit, sous l'influence de la capillarité, les hématies évoluer autour de toutes les villosités avec facilité, malgré l'absence d'érection.

Après cette étude anatomique, nous sommes en mesure de parler de la circulation placentaire.

Au sujet de la *circulation fœtale*, je signalerai que, malgré son importance, la villosité est délicate, friable et que le capillaire veineux y succède inéluctablement à l'artériel au bout d'une extrémité libre, fait unique dans la circulation capillaire. Pour obvier aux chances de rupture que pourrait entraîner cette condition défectueuse, avant de pénétrer dans la villosité, l'artère épuise son choc en décrivant six inflexions très accentuées ; ce sont : celle de la crosse aortique, celle de la cavité pelvienne, de l'ombilic, de l'insertion du cordon, de la *piqûre*, des vaisseaux choriaux, et enfin celle des tubes villeux qui émergent des piliers. Ajoutons encore qu'il y a deux artères, que leur longueur a plus d'un mètre et que, sur tout le trajet du cordon et du chorion, l'artère est superficielle pour battre à son aise. Ces précautions me semblent efficaces, car je n'ai jamais pu constater, dans mes nombreuses coupes, une rupture villeuse.

La *circulation maternelle du placenta* doit se concevoir ainsi : les artères utérines débouchent dans les sinus utérins. Il n'y a pas d'artère placentaire ; il ne peut y en avoir.

Sous l'influence d'un courant dérivé, le sang des *sinus utérins* pénètre par les orifices afférents du sinus coronaire, et, dans cette sorte de vestibule, son choc circulatoire s'atténue. Il s'engouffre ensuite dans les orifices profonds et s'épanche librement en nappe

dans la région caverneuse *au-dessous* du plan des lames pendentives. De là il monte et inonde sans difficulté, simultanément,
chaque compartiment cotylédonaire en léchant toutes les villosités sans troubler la disposition rameuse. Il atteint, de la sorte,
la région aréolaire sous-caduque ; il glisse contre cette paroi pour

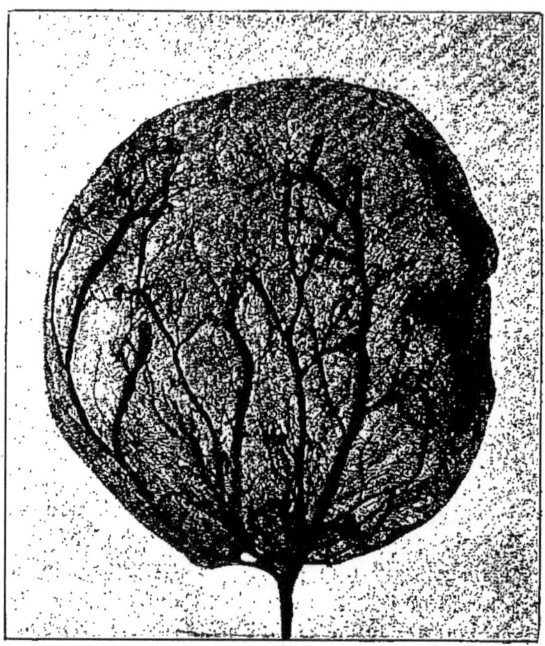

Fig. 7. — *Chorion* d'un *type normal*, vu par sa face villeuse, d.22 centimètres.
Vaisseaux choriaux abordant la péripherie. Transparence. et solidité remarquables. Toutefois on constate à droite un *thrombus* mince qui est indiqué par
une bande obscure dont la rétraction a déterminé un froncement de la membrane.
Remarque. — En sortant du cordon, les vaisseaux ombilicaux se divisent immédiatement en plusieurs gros troncs qui cheminent indépendamment. (Ce placenta a été recueilli à une altitude de 900 mètres.)

s'échapper par les orifices afférents de la périphérie soit directement, soit en empruntant la voie des sinus intercotylédonaires.
La circulation maternelle du placenta est donc analogue à une
injection pratiquée dans la vessie, avec une sonde à double courant.

 Cette théorie, basée sur l'observation de la structure anatomique, n'est pas pour satisfaire ceux qui exigent des injections
sur le cadavre d'une femme au terme de la grossesse pour
résoudre le problème. Or, ces injections ont été faites à plusieurs

reprises et elles n'ont rien élucidé. Voici pourquoi : quand on fait une double injection, artérielle et veineuse, sur les tissus si richement vascularisés de la fin de la grossesse, il se fait un tel mélange des matières colorantes que toute observation demeure confuse.

RACE NÈGRE

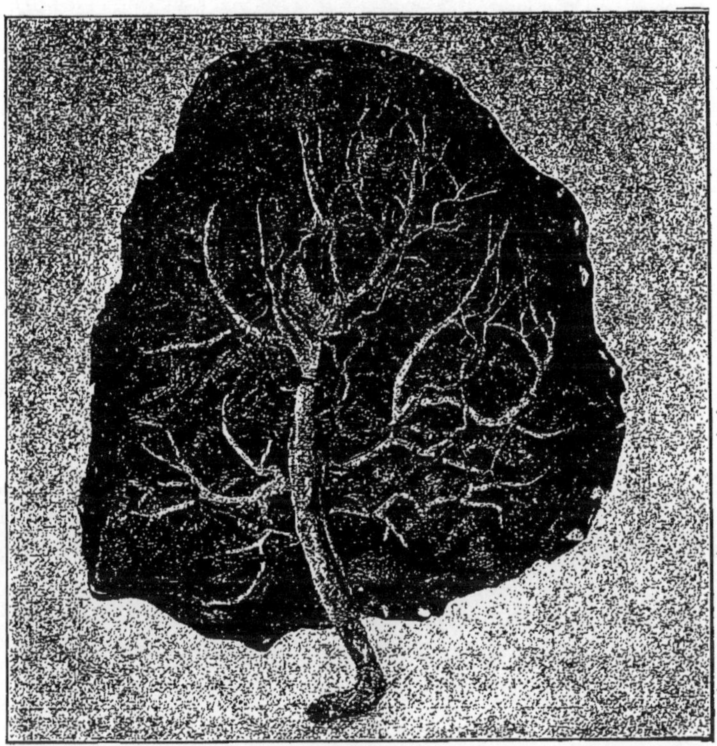

Fig. 8. — Le *chorion* de ce placenta avait tous les *caractères* du *type normal*, savoir : grandeur, solidité, vaisseaux choriaux abordant la périphérie ; sinus circulaire complet (voir face utérine, fig. 9).
La figure représente la face fœtale.
Les vaisseaux offrent un *tronc principal* qui s'élève en distribuant partout ses branches avec une abondance remarquable.
A gauche du tronc, presque au milieu, on voit une tache grise indice d'un lac.

Pour mon compte, j'inclinerais à conclure, à la suite de nombreux essais, que, dans les espaces intervilleux, il y a des oscillations circulatoires où le sang veineux se mélange parfois à l'artériel ; néanmoins le sang circule, et c'est le fait capital.

Structure typique du placenta (fig. 7). — Il est organisé d'après un type normal dont voici les caractères (fig. 7, 8, 9) :

Il a une surface grande d'environ 21 centimètres de diamètre ;
ses bords sont minces ; son sinus coronaire est complet ; la face
utérine de la caduque est lisse et dépourvue d'orifices ; le chorion
est transparent ; les vaisseaux fœtaux, qu'il contient dans son

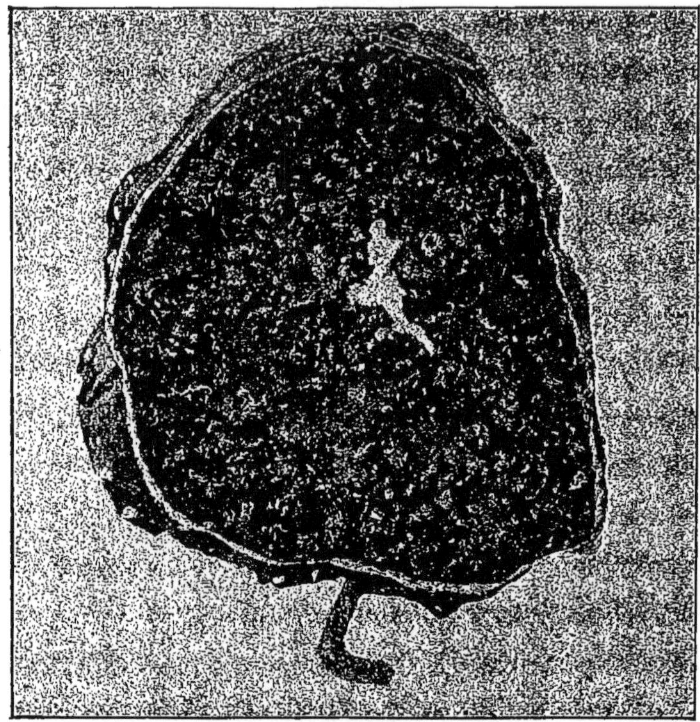

Fig. 9. — *Même chorion*, vu par la face villeuse. Sur toute la surface de la région caverneuse, on voit surgir des arbrisseaux villeux solides, au nombre de
quatre-vingts. Le bord périphérique en offre un grand nombre. Ils sont *ses-
siles* et se ramifient immédiatement.
Le *sinus circulaire* est complet.
On voit un *lac thrombosique*.
Un petit *hématome* villeux se distingue à côté et à droite.

épaisseur, en sortant du cordon s'irradient immédiatement en
plusieurs grosses branches, dont les ramifications vont exercer la
vigûre jusqu'au bord périphérique. Notons encore la richesse vasculaire et la solidité remarquable des piliers.

Race nègre. — J'ai examiné et préparé un seul placenta de
négresse. Il a les caractères typiques (fig. 8) que je viens d'énoncer.
Toutefois, la disposition de ses vaisseaux diffère radicalement de

ceux de la race caucasique. Ainsi les vaisseaux choriaux qui sont fort riches, émanent tous d'un tronc commun qui s'érige au milieu de la membrane. Dès qu'elles ont opéré la *piqûre*, les ramifications se divisent de toutes parts (fig. 9) dans les villosités, sans former une tige importante comme dans nos placentas européens.

Il serait intéressant de vérifier si c'est là un caractère de race.

ANOMALIE

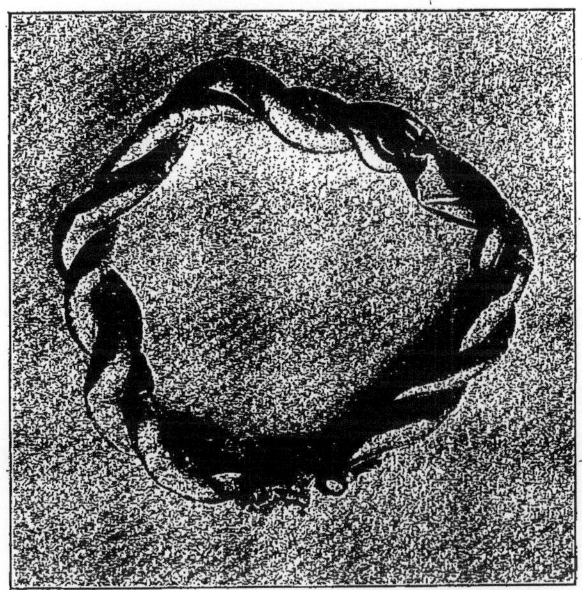

Fig. 10. — *Cordon* n'ayant qu'une seule *artère*. Les vaisseaux ont été injectés au mercure. La veine est 1/3 plus volumineuse que l'artère.

Anomalie. Artère unique (fig. 10). — La mensuration comparative, dans ce cas, m'a permis de constater que l'artère était un tiers plus petite que la veine.

THROMBUS PLACENTAIRE

Le *thrombus* est un dépôt *accidentel* de fibrine que le sang maternel abandonne *en circulant* dans les espaces intervilleux ; il est toujours précédé de la disparition ou de l'endothélium des lacunes ou du syncytium des villosités. A peine solidifié, il devient fibroïde (fig. 11) et bientôt *scléreux* à des degrés divers, suivant l'intensité du processus étiologique. Il possède à ce moment deux propriétés. La *première* est *l'adhérence*. Les fibres de formation nouvelle se continuent directement avec le conjonctif des organes voisins, et il faut employer un instrument tranchant pour les séparer. Il y a alors confusion des tissus. La *seconde* propriété est la *rétractilité*, qui produit sur les éléments placentaires des effets variés et curieux sur lesquels nous insisterons (fig. 12).

EFFETS DE LA THROMBOSE

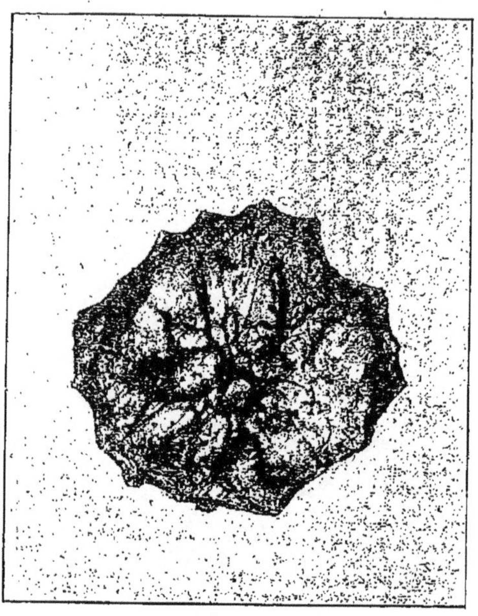

Fig. 11. — *Chorion* de 13 centimètres offrant plusieurs *thrombus*, dont l'un en cordon périphérique. Zone marginale prononcée.

La *couleur* est d'un blanc grisâtre. La *forme* est irrégulière ; toutefois les diverses variétés peuvent se rapporter, ou bien à une *plaque allongée* qui se raccourcit (fig. 7, 11, 12, 13, 14, 15, 16, 17, 18, 19, 20), ou bien à un *anneau* qui étreint en se resserrant.

L'*épaisseur* n'est pas toujours la même : tantôt c'est un *vernis* transparent (fig. 13) et mince ; tantôt (fig. 14) ce sont des *plaques* épaisses, résultant des stratifications successives, dont les superficielles sont exclusivement fibrineuses tandis que les profondes contiennent des villosités altérées.

Le phénomène thrombosique est d'une extrême *fréquence*. Je l'ai

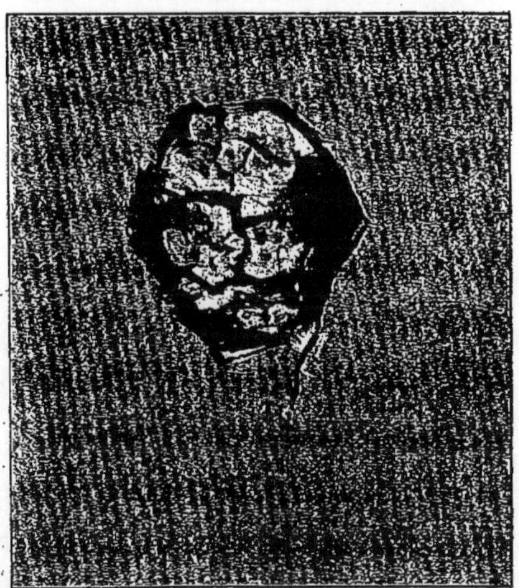

Fig. 12. — *Chorion* de 9,5 de diamètre. Nombreux et *épais* dépôts thrombosiques. Rétraction très prononcée.

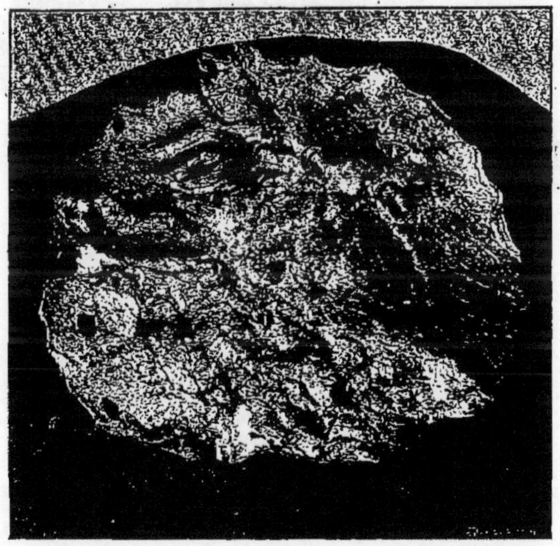

Fig. 13. — *Chorion* dont la face villeuse est tout entière couverte d'un *vernis* et parsemée d'*aréoles thrombosiques* permettant la circulation maternelle. A droite est un lacis de villosités soudées.
En haut, on aperçoit plusieurs brides qui resserrent la veine ombilicale.

trouvé dans tous les placentas que j'ai étudiés à Lyon, au nombre
de plusieurs milliers, et dans ceux que j'ai examinés soit à Paris,
soit à Marseille. Je soupçonne qu'il en est de même en Allemagne,

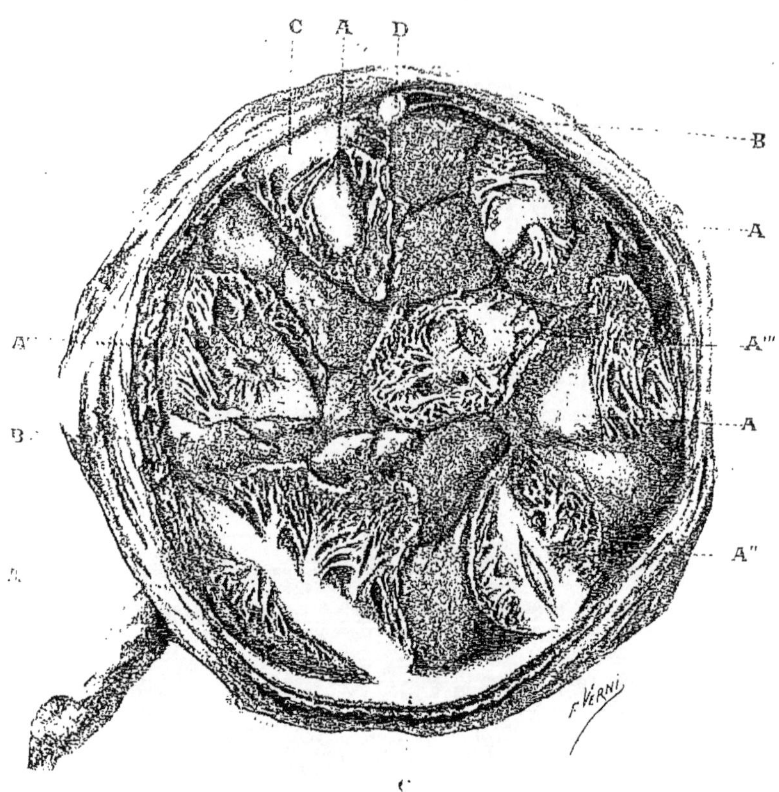

Fig. 14. — *Lacs placentaires* (aquarelle d'après nature) produits par la *thrombose*. A, A, A, lacs thrombosiques. A', lac avec caillot cruorique. A″, incision du thrombus pour montrer son épaisseur. A‴, arbrisseau villeux, au milieu d'un lac entouré de piliers. BB, sinus circulaire, avec ses déchirures et ses orifices. CC, segments du sinus coronaire verglassés par un thrombus et communiquant avec un lac. D, valvule interrompant un segment du sinus circulaire.

si j'en juge par les descriptions étranges données par Nitabuch,
Rohr et Langhans, qui indiquent comme normales certaines
bandes thrombosiques [1]. C'est la présence habituelle du thrombus

<hr>

[1] PRENANT. *Embryologie*, 1896.

méconnu, qui a rendu si obscure la notion de la structure *typique* du placenta normal et faussé complètement les idées.

J'ai recherché loin des grands centres, dans les maisons isolées des pays montagneux (fig. 7, 8), des placentas dépourvus de thrombus; quoique fort incomplets, mes résultats sont encourageants et démontrent des différences notables. Ainsi la forme se rapproche du *type normal*, la solidité est plus grande, le sinus circulaire est complet, les dépôts thrombosiques sont moindres.

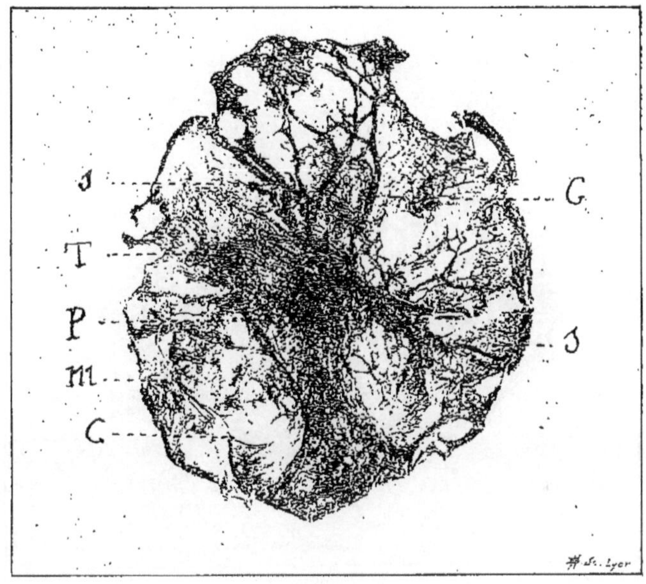

Fig. 15. — *Plicature* et *cul-de-sac* du *chorion* dans une grossesse gémellaire. G, grand segment. M, petit segment. P, plicature du chorion. C, cul-de-sac du petit segment. T, thrombus lacunaire. Sur cette pièce et la suivante on voit une foule de villosités traînantes *soudées*.

Ceux-ci se rencontrent dans tous les points de la cavité placentaire, puisque le sang maternel circule *partout*. Toutefois, leur *siège d'élection* est la face villeuse du chorion, au contact de laquelle le liquide sanguin subit la stagnation que j'ai signalée. Sur cette face nous avons le *sinus coronaire* et la *région caverneuse*.

1° Le *sinus coronaire* (fig. 14) est très fréquemment le siège de dépôts fibrineux, on les observe affectant deux formes. Dans la *première*, c'est un *verglas*, plus ou moins épais, qui s'est épanché dans l'intérieur du canal et qui permet à la circulation de se faire. Dans la *seconde*, c'est un *cordon fibrineux* qui adhère aux parois et produit l'oblitération plus ou moins complète. Dès lors, la fonction est abolie et le *type circulatoire* est altéré. En effet, la suppression du vaisseau important destiné au sang maternel exige des voies nouvelles,et le sang se crée des ouvertures supplémentaires d'entrée et de sortie dans le voisinage, c'est-à-dire à la périphérie de la paroi caduque. Ces orifices nouveaux ont été décrits, incomplètement, il est vrai, dans un travail que j'ai publié en 1874. En les considérant comme normaux, on a pris l'exception morbide pour la règle.

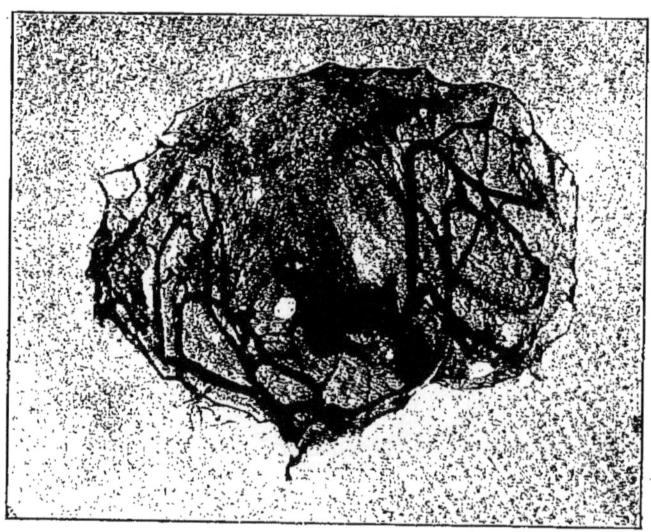

Fig. 16. — *Chorion* d'un *placenta double* vu par transparence. Un thrombus énorme existe au milieu de l'espace qui sépare les vaisseaux des deux placentas, dont l'un était *prævia*. Fœtus unique.

2° *Région caverneuse*. — Son ampleur, cause de stase sanguine, explique l'extrême fréquence des dépôts fibrineux. On les y rencontre sous trois formes.

A. *Un vernis thrombosique* enduit souvent (fig. 13) d'une couche mince plus ou moins transparente les parois des aréoles caverneuses. Dans ce cas, quoique gênée, la circulation peut encore se faire passablement.

B. Les *lacs thrombosiques* sont fréquents. En incisant le tissu villeux au niveau (fig. 14) d'une plaque fibrineuse du chorion, on découvre le lac. Sa surface est lisse ; au-dessus de lui, les villosités flottantes, soulevées par le courant sanguin, sont libres. Dans son épaisseur les villosités *traînantes* sont soudées et stérilisées. Les gros piliers traversent intacts la coulée thrombosique (fig. 9, 19).

Dans toutes les grandes déformations placentaires, j'ai rencontré des lacs ; ils s'abouchent souvent avec le verglas thrombosique du sinus circulaire.

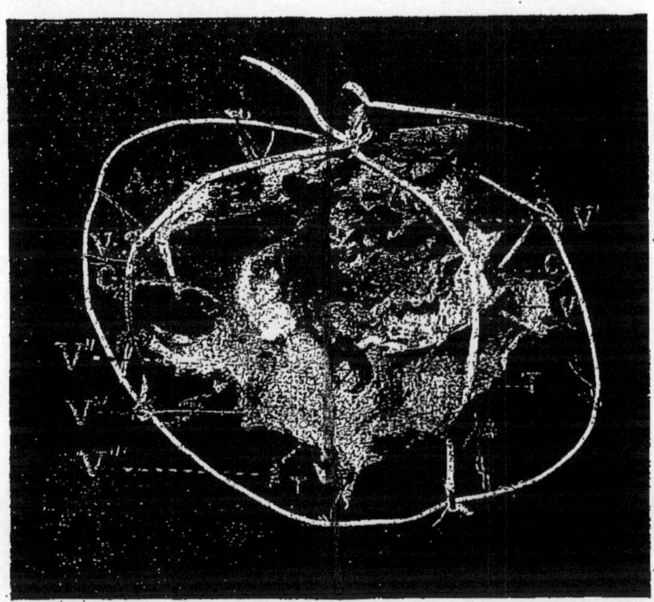

Fig. 17. — *Placenta dénudé.* Le *chorion* de 4 centimètres de diamètre recroqueville fortement les vaisseaux. A, artère ombilicale. V, veine ombilicale dans le *cordon.* V', veine ombilicale ramifiée dans l'épaisseur du *chorion.* V'', veine ombilicale traversant le *thrombus.* V''', veine ombilicale ayant traversé le *thrombus.* C, *chorion* resté adhérent et contenant les vaisseaux recroquevillés. C', débris du chorion de la poche des eaux. T, *thrombus* ayant formé une membrane épaisse de 14 centimètres de diamètre. Les bords sont déchiquetés par la dessiccation.
Nota. — Cette description détaillée s'applique à la figure suivante dont l'altération est identique.

C. La *plaque thrombosique* soude simultanément les piliers, les villosités et le chorion. Les tissus sont confondus et la fonction est abolie.

En résumé, dans la grande veine de Jacquemier nous trouvons en somme un *cordon circulaire* et à la face villeuse du chorion une *plaque soudée.* Ces deux formes de thrombus subissent le phénomène de la *rétraction* dont je vais décrire les effets d'un côté sur le *chorion* et de l'autre sur *les arbres villeux.*

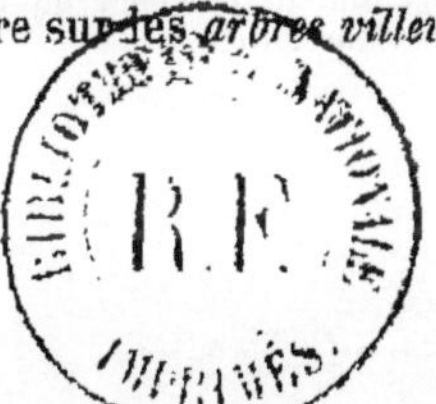

2

Effets mécaniques du thrombus sur le chorion.

1° *Rétrécissement des diamètres du placenta.* — Grâce à l'englobement des *piliers* et des *villosités traînantes*, le chorion diminue tou-

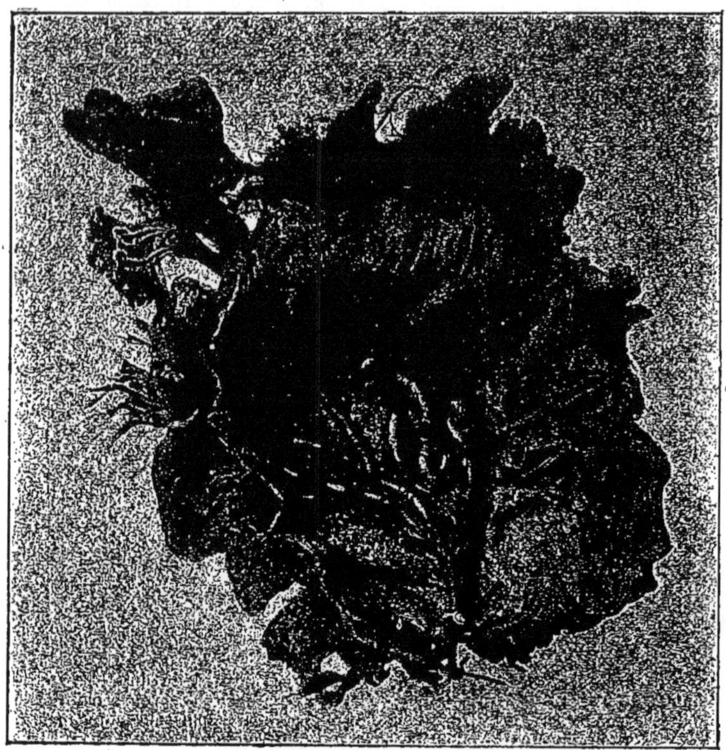

Fig. 18. — *Placenta dénudé.* Le *chorion* de 4 centimètres, semblable au précédent, a ses vaisseaux en spirales; on les voit au fond d'un entonnoir formé par le soulèvement du chorion de la poche des eaux [1].
Membrane thrombosique et vaisseaux villeux, comme dans la figure 17, où ils sont entrevus par la face fœtale.

jours de surface et, au lieu de 21 centimètres de diamètre, il n'en présente plus que 15 et même 4 (fig. 11, 12, 17, 18) ; les vaisseaux choriaux deviennent sinueux.

2° *Bords ronds ; placenta épais.* — Par suite du tiraillement que le chorion thrombosé exerce sur la *piqûre* des vaisseaux qu'il contient, le tissu villeux s'épaissit et les bords deviennent *arrondis* (fig. 1).

[1] Cette magnifique pièce, ainsi que le placenta de négresse, m'ont été envoyés par le professeur Queirel, de Marseille.

3° *Placenta ovale, échancré*, etc. — C'est toujours le même mécanisme de rétraction ; seulement elle s'est exercée irrégulièrement.

4° *Granulations de la face fœtale du chorion.* — Elles sont dues à la rétraction d'une lamelle thrombosique, disposée en forme d'écorce autour d'un pilier. L'écorce s'est rétractée longitudinalement, a tassé le conjonctif du pilier et l'a projeté du côté de la cavité amniotique, où, soulevant le chorion, il forme une granulation blanchâtre.

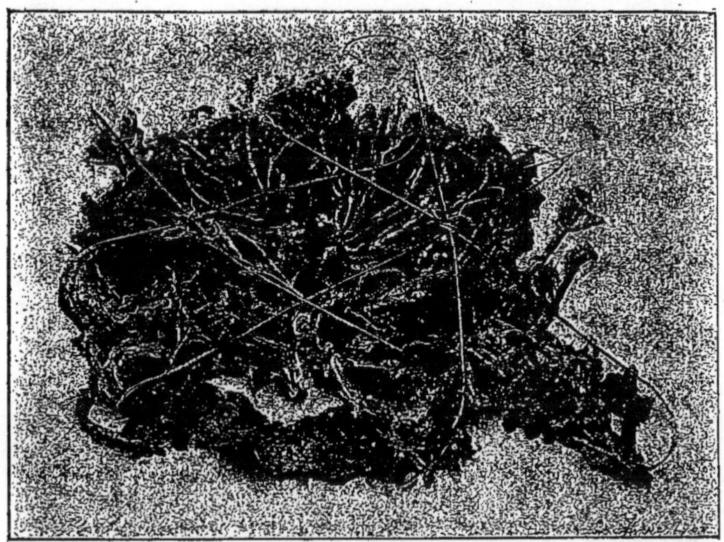

Fig. 19. — *Placenta dénudé*, face utérine du n° 18. Comme cela existait sur la face correspondante du n° 17, on voit une grande quantité de vaisseaux villeux émerger en désordre de la *face profonde du thrombus*, dont les bords sont déchiquetés. Au milieu, on distingue un hématome intervilleux et plus bas une portion d'un grand lac thrombosique, s'insinuant sous les arbres villeux.

5° *Gaufrage du chorion.* — La rétraction de la membrane produit des losanges irréguliers.

Nota. — Si avec une fine lame de scalpel, en pénétrant à travers les villosités, on incise délicatement les fibres thrombosiques, le chorion devient *lisse* dans les cas de *gaufrage* et de *granulations*.

6° La *collerette*, dont j'ai vu plusieurs exemples remarquables, est la conséquence d'une rétraction du cordon du sinus circulaire. Elle siège toujours à l'union de la zone *centrale* et de la zone *marginale*.

Des groupes de villosités *traînantes* sont également susceptibles de produire une rétraction analogue et de déterminer même une complète *plicature* du chorion, comme j'en possède un beau spécimen (fig. 15) dans un cas de grossesse gémellaire.

7° *Placenta double. Fœtus unique.* — Dans une de mes pièces (fig. 16), un énorme thrombus caverneux central semble avoir été un des dédoublements du placenta.

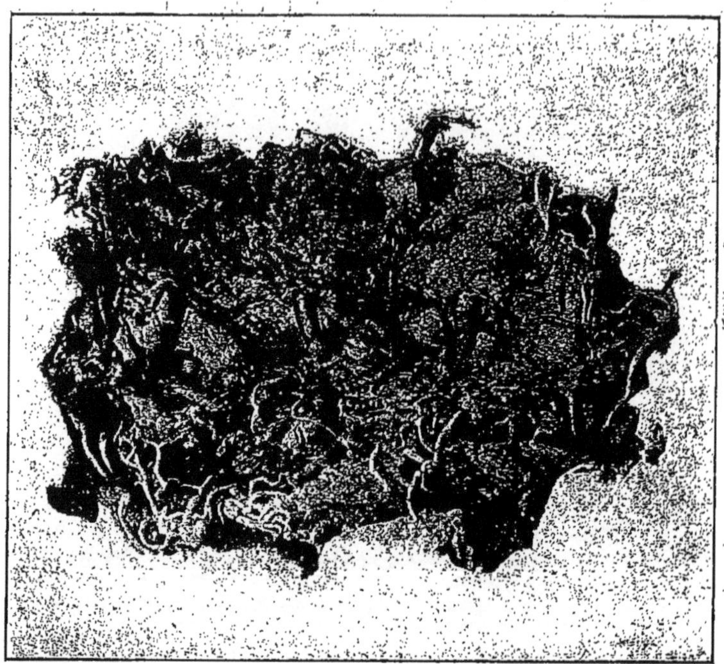

Fig. 20. — *Placenta syphilitique* venu au septième mois ; il pesait 900 gramme. On voit les vaisseaux villeux, arborisés, sortant du *chorion*. Ils sont fortement étreints par des brides scléreuses qui ont tracé de nombreux sillons sur les ramifications de la veine. Cette stricture a déterminé la congestion et provoqué le poids.

8° *Zone marginale.* —.Cette dénomination me semble convenir (fig. 12) à cet espace annulaire, lisse et dépourvu de vaisseaux qu'on observe très souvent à la périphérie de la face fœtale du chorion, laquelle se trouve ainsi divisée en deux zones : la zone *centrale*, possédant exclusivement des vaisseaux choriaux *perforants*, devenus forcément sinueux, et la zone *marginale* dont voici le mode de formation ; le chorion, en se rétrécissant, abandonne les villosités de la périphérie et attire à sa place le *chorion de la poche des eaux*.

Ces deux zones, essentiellement irrégulières, comme le thrombus, qui en est cause, sont délimitées par la *piqûre terminale* des vaisseaux choriaux.

9° La *dénudation* du placenta est la conséquence (fig. 17) la plus remarquable de la diminution de la surface du chorion. Le tissu villeux, n'étant pas élastique, n'a pu suivre la rétraction de sa membrane support, qui est poussée quelquefois à l'extrême. Ainsi, dans deux cas observés par moi, le chorion n'avait que 4 centim. de diamètre (fig. 17 et 18).

En se retirant de dessous le placenta, le chorion attire à sa place la caduque, en entraînant le sinus circulaire qui disparaît par atrophie.

Dans tous les cas, la caduque recouvre la surface dénudée, et il est probable qu'une bonne portion s'est organisée sur place en mettant à profit ce feuillet rudimentaire dont j'ai parlé en commençant.

La dénudation peut être partielle et difficilement appréciable ou totale ; dans ce dernier cas, les vaisseaux choriaux sont recroquevillés d'une façon étrange et la caduque, dans sa situation nouvelle, est doublée d'une lame thrombosique énorme, qui forme une véritable membrane. Les vaisseaux fœtaux l'adoptent comme tuteur, puis la perforent en désordre avant de se distribuer dans le tissu villeux, lequel peut garder son aspect et ses fonctions (fig. 19).

Effets du thrombus sur les arbres villeux.

C'est ici qu'intervient la stricture de l'anneau. Si la gaine thrombosique qui entoure les vaisseaux villeux fait un *étranglement* incomplet, c'est la *congestion villeuse;* si l'étranglement est complet, c'est la *nécrobiose.* Ce sont les deux stades, à des degrés divers, d'un unique processus morbide.

1° *Congestion villeuse.* — C'est l'état classique des placentas syphilitiques envahis par le processus gommeux (fig. 20). Sous l'influence d'une *sclérothrombose* spéciale, on voit, dans toute la région caverneuse, s'organiser des brides solides, qui diminuent le calibre des affluents de la veine ombilicale et déterminent d'une façon permanente une congestion intense des villosités, qui va, parfois, jusqu'à l'hépatisation. Voilà, si je ne me trompe, la cause du poids insolite des placentas syphilitiques.

2° La *nécrobiose* résulte de l'interruption totale de la circulation villeuse.

Je ne veux pas la décrire ici ; tout le monde connaît ces masses villeuses, décolorées et indurées.

Elle attaque le placenta d'une façon fort irrégulière. Souvent elle atteint un cotylédon tout entier ; quelquefois plusieurs cotylédons voisins et même un tiers du placenta. Quand le thrombus s'épanche sur les sommets villeux, il les *nécrobiose* immédiatement ; c'est ce qu'on observe fréquemment pour le groupe des villosités traînantes, dont on aperçoit alors la teinte blanc grisâtre à travers la face fœtale du chorion. Il en est de même pour les sommets des grands arbres villeux ; la *nécrobiose* apparaît sous la caduque comme une croûte blanchâtre.

Le *mécanisme* m'a été démontré par plusieurs faits évidents. C'est en supprimant la circulation dans certaines branches importantes de la veine ombilicale, que la bride constrictive agit. Pour y parvenir, il n'est même pas besoin d'un anneau circulaire complet. Si, en effet, nous nous reportons à la description anatomique des vaisseaux choriaux, nous constatons que l'artère, superficiellement placée du côté fœtal, déprime la veine qu'elle croise à angle droit en plusieurs points et la refoule du côté de la région caverneuse ; or, c'est là, ai-je dit, le siège de prédilection de la sclérothrombose et l'étranglement est d'autant plus facile que la tension vasculaire de la veine est très faible.

Le fait suivant vient à l'appui de mon assertion : dans un cas de *nécrobiose* étendue, j'ai constaté par l'injection que la veine était oblitérée, tandis que l'artère était perméable.

Il me paraît inutile d'insister sur le danger de la nécrobiose, qui prive irrémédiablement le fœtus d'une partie du champ qui l'alimente.

Les tissus *nécrobiosés*, après un certain temps qu'aucun indice ne fait évaluer, subissent deux modifications : la *régression* d'abord, l'*atrophie* ensuite. Ces deux phénomènes sont toujours accompagnés de *sclérose*.

La *régression* graisseuse paraît être le seul effet du temps sur les cotylédons *nécrobiosés* du *centre*, qui, par des échanges de voisinage, conservent une vitalité obscure. Quant à ceux de la *périphérie*, ils s'atrophient rapidement et à tel point qu'on en retrouve difficilement la trace. C'est là une cause fréquente de déformation des bords placentaires.

Effets du thrombus sur les espaces intervilleux.

Les espaces livrent librement passage au *sang* maternel et à la *mucine*. On observe, s'il y a obstacle, les *hématomes* placentaires et les *kystes gélatineux*. Quoique ces deux lésions soient disparates, la cause en est la même ; c'est une lamelle thrombosique qui a englué des extrémités villeuses et créé de la sorte une paroi imperméable anormale qui, d'un côté, arrête le sang et, de l'autre, la gélatine.

L'*hématome* est une collection sanguine dont la coagulation a été rapide. Il est fréquent, et, dans la plupart des cas, il siège au milieu des cotylédons, c'est-à-dire là où abondent les villosités mobiles, faciles à déplacer (fig. 9 et 19).

Mécanisme. — Voici l'expérience qui m'a donné l'idée de la théorie que je propose : j'introduis la pointe effilée d'un insufflateur, ou sous la caduque ou dans le milieu du placenta. Poussé *doucement*, l'air s'insinue au loin dans les espaces intervilleux et soulève la caduque. Il en est de même avec l'injection d'un liquide quelconque. Je pratique ensuite une section nette au niveau de l'insertion de la canule et, dans tous les cas, je constate une excavation à peu près de la dimension d'une petite noisette ; quelque faible qu'il fût, le courant l'a produite en refoulant les villosités libres [1].

Dans le placenta, deux conditions sont nécessaires pour la formation d'un hématome : la *thrombose villeuse* et une *poussée sanguine*.

Pour moi, la *thrombose* est incontestable et je n'ai jamais examiné attentivement des caillots hématiques, sans constater qu'ils sont enfermés dans des villosités enduites d'une mince plaque thrombosique, qui crée une cavité anormale, où le sang a pu entrer, mais d'où il ne peut plus sortir [2].

Une *brusque poussée sanguine* me paraît indispensable pour refouler les villosités et former une véritable loge anévrismale, dans laquelle le sang se coagule. Ce mode est analogue à celui de l'expérience précitée.

Il y a deux espèces principales d'*hématomes* : celui de l'*accouchement* et celui de la *grossesse*.

Quand l'*hématome* s'est formé pendant l'*accouchement*, le caillot est purement *cruorique*, et de plus il est *anfractueux* ; il envoie des prolongements irréguliers dans plusieurs directions. Son mode étiologique est facile à concevoir : c'est la contraction utérine qui

---

[1] Dans les cas assez nombreux où la thrombose coronaire et caverneuse a nécessité la formation d'orifices *anormaux* sur la caduque, on retrouve cette tendance à l'excavation dans le tissu villeux ; le sang refoule les tubes flottants pour atteindre le plancher chorial. La circulation maternelle reproduit l'injection expérimentale.

[2] Je suis heureux de constater que M. Durante a déjà établi une relation entre le thrombus et l'hématome. (Thèse Martin, Paris, 1896.)

a injecté brusquement le sang au milieu de groupes villeux dont il n'a pu se dégager. Le placenta dans l'utérus peut être comparé à une éponge pleine de sang dans la main.

L'*hématome* de la grossesse s'observe surtout dans l'albuminurie, la syphilis, la tuberculose, c'est-à-dire dans les affections où la thrombose est fréquente, probablement sous l'influence des microbes. Quand il est de date ancienne, il affecte la forme sphérique, ses parois sont tapissées de dépôts fibrineux décolorés et l'on trouve souvent les traces de *poussées* sanguines successives. Pendant la grossesse, le *coup de bélier* peut être réalisé, soit par des chocs ou des efforts, soit par les contractions insensibles, soit surtout par les crises éclamptiques.

L'hématome est grave s'il est multiple, car il tasse les villosités qui l'entourent et concourt à les rendre stériles.

2° *Kystes gélatiniformes.* — J'ai insisté sur la facilité avec laquelle la gélatine de Warthon traversait les membranes saines ; je dois dire maintenant que le thrombus lui oppose un enduit infranchissable et la sécrétion, ne pouvant plus se diffuser, s'accumule sous lui.

On trouve les kystes dans l'épaisseur du tissu villeux, mais leur siège de prédilection est sur le chorion placentaire, où on les observe assez fréquemment. Ils se présentent sous l'aspect de saillies de divers volumes translucides, demi-sphériques, proéminant du côté de la cavité amniotique en soulevant le chorion. Si on incise cette membrane, qui est amincie, et qu'on enlève délicatement la gelée, on constate que la paroi profonde est formée de villosités soudées ensemble par un léger enduit thrombosique grisâtre. Virchow avait déjà signalé le fait. Il y a donc eu rétention et accumulation de la mucine. Le mécanisme est le même que celui des kystes sébacés.

J'attirerai l'attention sur la tendance générale à l'*extériorisation* des *collections* qui prennent naissance près de la paroi choriale de la cavité placentaire. Elle est très évidente pour les *kystes choriaux* ; j'en ai vu des exemples frappants dans certains *hématomes* volumineux, assez rares, du reste, de la région caverneuse. Les *thrombus* épais, les *plicatures* de toute sorte font également saillie du côté de la poche des eaux. On doit donc penser que la pression intra-placentaire est prédominante.

La rareté des *kystes hydatiformes* des villosités laisse supposer que la stricture ou la sclérose tarissent souvent la sécrétion de la gélatine de Warthon, car les thromboses sont très fréquentes au milieu d'elles, ainsi que les hématomes ; ceux-ci semblent donc favorisés par l'absence de la liqueur onctueuse.

Conclusions. — Je résumerai ce travail par les remarques suivantes :

1° Le *thrombus* siège exclusivement dans les espaces dévolus à la circulation maternelle. Il provient du dépôt de la fibrine du sang qui circule. Il ne diffère en rien des thrombus qu'on a si bien étudiés dans tous les points de l'économie. C'est dans le sang maternel que se trouvent de préférence les germes morbides. Le placenta joue vis-à-vis d'eux le même rôle que le rein.

Rien ne fait supposer que la thrombose ait son point de départ dans le sang fœtal. L'interruption de la circulation, par une cause ambiante, suffit pour interpréter toutes les altérations des villosités. Le thrombus est plus fréquent à la périphérie parce que, dans cette région, passe une quantité plus grande de sang.

2° Chez les femmes qui vivent et accouchent dans les campagnes isolées, le placenta a la plupart des caractères normaux et se rapproche du type que j'ai indiqué. On y trouve, il est vrai, des thrombus, mais ils sont rares et peu épais.

3° Dans les villes, on trouve des thrombus dans tous les placentas.

4° Le thrombus déforme la structure normale du placenta et modifie le *type circulatoire* en oblitérant le sinus circulaire et la région caverneuse.

5° Le thrombus est essentiellement *variable;* il est *irrégulier* de siège, de forme, d'étendue, d'épaisseur et d'intensité scléreuse. Le considérer comme un produit *physiologique* de maturité et déterminant le moment du travail, ainsi que l'ont fait Eden et Hofmeier, me semble peu rationnel, car le fonctionnement du placenta se fait jusqu'à la dernière minute de la parturition. Les dangers de la compression du cordon le démontrent.

6° La *rétractilité* est une propriété constante et douée d'une puissance étonnante, ainsi que le démontrent mes pièces (fig. 11, 12, 15, 16, 17, 18, 19, 20). Elle agit mécaniquement : A sur le *chorion* en provoquant les déformations variées sur lesquelles j'ai insisté ; mais, quelle que soit leur intensité, elles sont peu graves en elles-mêmes ; B sur les *villosités* l'action est plus nocive ; elle s'accompagne de *stricture* qui détermine la *congestion* d'abord, la *nécrobiose* ensuite.

Ces phénomènes sont incontestablement *pathologiques* et ne ressemblent en rien à des modifications de maturité sénile.

L'envahissement rapide du thrombus par le conjonctif et sa puissante rétractilité suffisent pour expliquer la *péri-artérite* et l'*endo-artérite*, en même temps que la *thrombose* des capillaires veineux.

7° En soudant les sommets villeux, le thrombus crée des cavités closes, où se collectionnent les *hématomes*.

Il fait également un enduit imperméable sous lequel s'accumule la *mucine* pour former les kystes gélatineux.

On conçoit donc quel rôle considérable joue la thrombose dans l'évolution placentaire et les dangers qu'elle fait courir au fœtus.

(Travail fait dans le laboratoire de M. Poncet.)

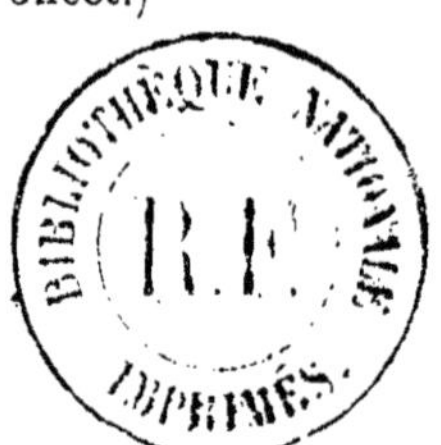

www.ingramcontent.com/pod-product-compliance
Ingram Content Group UK Ltd.
Pitfield, Milton Keynes, MK11 3LW, UK
UKHW021639130726
13696UKWH00005B/2284